BEI GRIN MACHT SICH IHR WISSEN BEZAHLT

AF167130

- Wir veröffentlichen Ihre Hausarbeit, Bachelor- und Masterarbeit

- Ihr eigenes eBook und Buch - weltweit in allen wichtigen Shops

- Verdienen Sie an jedem Verkauf

Jetzt bei www.GRIN.com hochladen und kostenlos publizieren

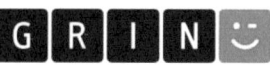

Körper und Anti-Aging-Medizin. Zum Diskurs der künstlichen und der natürlichen Verjüngung

Bibliografische Information der Deutschen Nationalbibliothek:

Die Deutsche Nationalbibliothek verzeichnet diese Publikation in der Deutschen Nationalbibliografie; detaillierte bibliografische Daten sind im Internet über http://dnb.d-nb.de abrufbar.

ISBN: 9783346369918
Dieses Buch ist auch als E-Book erhältlich.

Druck und Bindung: Books on Demand GmbH, Norderstedt Germany
Gedruckt auf säurefreiem Papier aus verantwortungsvollen Quellen

Das vorliegende Werk wurde sorgfältig erarbeitet. Dennoch übernehmen Autoren und Verlag für die Richtigkeit von Angaben, Hinweisen, Links und Ratschlägen sowie eventuelle Druckfehler keine Haftung.

Das Buch bei GRIN: https://www.grin.com/document/991688

Universität Vechta

Institut für Gerontologie

Studiengang: Bachelor Gerontologie

Sommersemester 2015

Hausarbeit:
Körper und Anti-Aging-Medizin

Seminar: AG-5.1 Körper als soziale Konstruktion

Datum: 26.09.2015

Inhalt

1. Einleitung

Aufgrund der defizitären Sicht auf das Alter(n) sieht sich die moderne Gerontologie dazu berufen, die Leitbilder des aktiven, erfolgreichen und produktiven Alterns zunehmend zu propagieren. Hierbei fällt auch dem Körper eine wachsende Aufmerksamkeit zu. Der Körper und sein äußeres Erscheinungsbild dienen zur Selbstdarstellung und Selbstvergewisserung. Da dies auch im Alter bestehen bleibt, spielt das Körperthema auch in der Sozialen Gerontologie eine wichtige Rolle. Der Alterungsprozess wird auch immer körperlich erfahren und das Alter wird über den Körper repräsentiert, denn: „Wo auch immer ein Individuum sich befindet und wohin auch immer es geht, es muss seinen Körper dabeihaben" (Goffman 2001, S. 152). Die Soziale Gerontologie thematisiert somit den Körper mit dem Fokus auf die soziale Dimension des Alterns, im Gegensatz zur Geriatrie.

Die soziale Dimension des Alterns wurde lange Zeit von dem Gedanken des sozialen Rückzugs und des gesellschaftlichen Funktionsverlustes alter Menschen getragen wobei der alternde Körper lange Zeit ausschließlich unter dem Aspekt des Funktionsverlustes sowie der schwindenden Kraft thematisiert wurde. Somit bedarf es in der sozialen Gerontologie auch heute noch weiterer Diskurse über den tieferen Sinngehalt, die Symbolhaftigkeit und soziale Konstruktion.

In der modernen Gesellschaft wird jedes Lebensalter vom Jugendlichkeitsideal bestimmt und somit dominieren „Werte" wie Schönheit, Gesundheit, Fitness, Kraft und Stärke. Alter steht oftmals als Gegenpol zu Dynamik und Innovation sowie Jugend und Frische. Die moderne Alternsforschung hat einen großen Teil dazu beigetragen, diese Negativ-Sicht auf das Alter zu bekämpfen. Die körperlichen Idealvorstellungen haben sich sozial und kulturell gewandelt und dies insbesondere bezüglich Gesundheits-, Schönheits-, Jugend- und Sportbewegungen.

Die heutige Zeit ist zur Blütezeit der betonten Körperkultur geworden. Schönheitsoperationen werden nicht mehr nur aus medizinischen Gründen vollzogen, sondern zunehmend um dem Alterungsprozess entgegenzuwirken und um sich vom seelischen Druck zu befreien. Wir lieben das „Schöne" und Perfekte und wollen so auch unseren Körper gestalten. Durch die heutigen technologischen Mitteln, die uns zur Verfügung stehen, werden hier immer mehr und neue Möglichkeiten frei und die Anti-Aging-Bewegung und -Praktiken gewinnen zunehmend an gesellschaftlicher Akzeptanz.

Der individuelle Lebensstil wird zunehmend mit dem äußeren Erscheinungsbild ausgedrückt, wozu mittlerweile auch Modeschmuck, die Schönheitschirurgie, Fitness, unzählige Diäten, Magerwahn, Nahrungsergänzungsmittel und in absehbarer Zukunft die Perfektionierung durch Gentechnik gehören. Doch das Problem der Abgrenzung, was in diesem Zusammenhang abzuwerten ist und was nicht, stellt sich als Hindernis dar, so auch die Frage, was doch eigentlich Zwang und was Freiheit ist und wie groß der ambivalente Druck zur Regulierung des eigenen äußeren Erscheinungsbild geworden ist.

Im Diskurs um die Anti-Aging-Bewegung stellt sich die Frage der Legitimierung und der Anpassung an die Erfordernisse einer modernen Gesellschaft der Körperdiskurse und Körperpraktiken. In diesem Zusammenhang werden im Folgenden die unterschiedlichen Konzepte des Anti-Agings, der Diskurs der Verjüngung, der Anti-Aging-Diskurs sowie das Natürliche und Unnatürliche Altern aufgegriffen.

2. Der Anti-Aging-Begriff

Unter dem Schlagwort Anti-Aging lassen sich mehrere unterschiedliche Konzepte und Maßnahmen verstehen. So wird in der Wirtschaft Anti-Aging als Marketingstrategie verstanden, die versucht neue und alte Produkte zu bewerben. In der Forschung versteht man meist die junge Wissenschaft über die Biogerontologie. In der Medizin ist vor allem die Rede von der Anti-Aging-Medizin als Subdisziplin. In den Medien gilt es als Trendthema hauptsächlich in den Unterhaltungsmedien aber auch im Wissenschaftsjournalismus und in der in der Anti-Aging-Kritik wird meist auf neue und alte Formen altersfeindlicher Deutungs- und Gestaltungsansprüche an das Alter(n) verwiesen.

Hieraus wird deutlich, dass Anti-Aging nicht auf eine bestimmte medizinische Methode oder biogerontologische Maßnahme zuzuordnen ist, sondern für eine Vielzahl neuer und alter Konzepte sowie für die Maßnahmen der Gestaltung von Alterungsprozessen steht. Eine Gemeinsamkeit der verschiedenen Kontexten ist jedoch, dass körperliche Alterungsprozesse in einem größeren Maße als bisher angenommen medizinisch gestaltbar sind und, dass man immer das individuelle Leiden zu vermeiden versucht und die gesellschaftlichen Kosten des Alter(n)s bestmöglich zu nutzen.

(Spindler 2014, S. 30-31)

Der US-amerikanischen Gerontologe Robert Binstock vertritt eine als wissenschaftlich geltende Konzeption von Anti-Aging, welche unter dem Begriff der Bio-Gerontologie bekannt ist. Weitere Forscher haben im Anschluss hieran das Anti-Aging-Konzept vor allem in der Bioethik aufgegriffen und dabei zwischen vier Anti-Aging-Szenarien unterschieden: Die meist von allen abgelehnte Expansion altersbezogener Morbidität, die oftmals erwünschte Kompression altersbezogener Morbidität, die kontroverse Verlängerung der Lebenserwartung und die oftmals kritisierte Abschaffung des Alterungsprozesses.

Der britische Kulturanthropologe und Gerontologe Vincent kritisiert vor allem die unzureichenden systematisch-empirische Untersuchungen über Anti-Aging. Er geht davon aus, dass die Ziele in der Anti-Aging-Bewegung nicht klar voneinander getrennt sind, verknüpft diese mit dem naturwissenschaftlichen Realitätsgehalt um die Realisierbarkeit zu bestimmen und spricht exemplarisch von konkreten Anti-Aging-Methoden.

Mone Spindler stellt Anti-Aging mithilfe von, als graduell differenziertes Kontinuum dargestellte Strategien dar, wie beispielsweise Verdecken, Kompensieren, Stoppen und Rückgängig machen. Unterteilt werden diese in Strategien gegen das Altern von „Symptomen" des Alterns und von molekularen „Ursachen" des Alterns. Bezüglich den Mitteln gegen das Altern ist hier von Technologien und Techniken der Lebensführung die Rede. Beispiele für Ersteres sind die ästhetische Dermatologie, Medikamente, plastische Chirurgie und Stammzellbanken und unter Techniken der Lebensführung werden konkret Ernährung, Bewegung, Hormontherapien und Nahrungsergänzungsmittel verstanden. Dazwischen liegt der Bereich der Kosmetik, welcher zu beiden Differenzierungen passt.

Weitere Forscher unterscheiden zwischen drei Feldern der Anti-Aging-Medizin: Lebensweise (Stress, Sexualfunktion), Leistung (z.B. physische und kognitive Leistung) und Formung (z.B. Übergewicht, Haut Gesicht).

(Spindler 2014, S. 32-36)

Weitere Ansätze zur Differenzierung und Systematisierung des Anti-Aging-Begriffs sind die dabei verfolgten Ziele, die angewandten Strategien der Intervention, die Evidenz und Realisierbarkeit, die gesellschaftlichen Bereiche in denen man handelt und die regionalen Kontexte. Bei den Zielen differenzieren sich die Ansichten vor allem bezüglich des Grades der Lebensveränderung, ob die Zielsetzung ästhetischen oder leistungsbezogenen Hintergrund hat, oder auch m Bezug zu der unterschiedlichen Wertung der einzelnen Ziele.

Bei den Strategien sind die Hauptaspekte zwischen denen unterschieden wird die

Lebensstilmaßnahmen und die medizinischen Interventionen.

Es gibt hier allerdings keine klaren Grenzziehungen, sondern vielmehr spezifische Zusammenstellungen, welche sich voneinander unterscheiden. Bezüglich der Evidenz gibt es zahlreiche Grenzziehungen. Die meisten versuchen jedoch sich von schlecht belegten Verfahren und Forschungen abzugrenzen. Die gesellschaftlichen Bereiche in denen das Schlagwort Anti-Aging handlungsleitend geworden ist sind sehr vielfältig: Die Wirtschaft, die Wissenschaft, die Medizin und die Medien. Hieraus sind auch zahlreiche mögliche Abgrenzungen entstanden. So grenzen sich beispielsweise die Vertreter der Biogerontologie von den medizinischen Ansätzen ab. Die regionalen Kontexte betreffend hat man durch Studien herausgefunden, dass die unterschiedlichen wirtschaftlichen Faktoren sowie Strukturen auch unterschiedliche Anti-Aging-Ansätze in den Diskussionen mit sich bringen.

(Spindler 2014, S. 37-38)

Weitere mögliche Grenzziehungen sind die Betrachtungen des Anti-Aging-Kontext im Umfeld der SENS Foundation und der American Academy of Anti-Aging Medicine (A4M). Wobei letztere vor allem für die Rekrutierung und Ausbildung von Anti-Aging-Ärzten steht, Weiterbildungsangebote sowie Zusatzqualifikationen in diese Bereich anbietet. Des Weiteren veranstaltet die A4M Anti-Aging-Medienkonferenzen und vernetzen Produkthersteller mit Ärzten und beschäftigt sich mit der gesundheitlichen Aufklärung und der Organisation von Informationsveranstaltungen sowie Veröffentlichungen und dem Vorantreiben der regionalen und überregionalen Anti-Aging-Medizingesellschaften. Somit kann man die A4M als Muttergesellschaft eines weitverzweigtem internationalem Netzwerk der Anti-Aging-Medizin sehen.

(Spindler 2014, S. 39-41)

Die A4M setzte sich anfangs dafür ein, die Auffassung, zu akzeptieren, dass das menschliche Leben endlich ist sowie natürlich und unvermeidbar, abzuschaffen. Bei vielen ihrer Therapien gibt es den Grundsatz, dass die vom Funktionsverlust betroffenen Körpersysteme systematisch maximiert werden müssen. Somit wurden Substanzen, deren Produktion durch den Alterungsprozess abnimmt, medizinisch zugeführt, mit dem Ziel wieder den Zustand eines jugendlichen Normalwertes zu erhalten.

Die Begründer der A4M konkretisierten ihre Definition des Alterns in ihrem Werk „The official anti-agieing revolution", in welchem in einem ersten Schritt mit den altersbedingten körperlichem

Veränderungsprozess argumentiert wird. In einem zweiten Schritt wird erstmals die körperliche Dysfunktion erfasst um dann die mögliche medizinische Behandlung zu eröffnen. Die hierbei genannten Beispiele sind das endokrine System in Verbindung mit Hormontherapie und die Ansammlung freier Radikale und Toxine im Zusammenhang mit der Einnahme von Antioxidantien. Des Weiteren sehen sie Alter(n) als vermeidbar an und beziehen sich auch auf die Ausdehnung der menschlichen Lebensspanne.

(Spindler 2009, S. 382-383)

Die SENS Foundation hingegen, welche nach den kritischen Kampagnen gegen die A4M in den Fokus geriet steht für „strategies for engineering negligible senescence" und befasst sich somit hauptsächlich mit Strategien zur biotechnischen Realisierung vernachlässigbarer Zellalterung. Es handelt sich hierbei auch um eine gemeinnützige US-amerikanische Organisation, jedoch unterscheiden sich die Strukturen und das Konzept im Gegensatz zur A4M.

Ziele der SENS Foundation sind die Überprüfung von theoretischen Interventionsmöglichkeiten in molekularbiologische Alterungsprozesse durch entsprechende Grundlagenforschung und den möglichst schnellen Bezug in die klinische Anwendung sowie die weitere Befassung mit der Biogerontologie.

(Spindler 2014, S. 47-48)

Die Biogerontologen werfen der A4M vor allem Quacksalberei vor und fordern wissenschaftliche Glaubwürdigkeit und medizinische Evidenz. Allerdings müssen die Biogerontologen sich davor achten, dass ihr Projekt die körperlichen Alterungsprozesse biowissenschaftlich zu erforschen und zukünftig biotechnisch zu gestalten, nicht durch die oftmals vereinfachende und verfälschende Übernahme der US-amerikanischen Anti-Aging-Mediziner in Verruf geraten wird.

(Spindler 2009 S. 384)

Ein weiteres Konzept von Anti-Aging bringt die German Society of Anti-Aging-Medicine (GSAAM) auf. Diese versucht die Anti-Aging.Medizin „als seriöse und wissenschaftlich fundierte Präventivmedizin" (Spindler 2009, S. 392) neu zu begründen.

Hierbei wird Alter(n) im Gegensatz zur A4M nicht als behandel- und heilbare molekularbiologische „Metakrankheit" betrachtet, sondern vielmehr als der wichtigste Risikofaktor für bestimmte altersassoziierte Krankheiten. Dabei wird auch versucht die Merkmale des Alterungsprozesses zu analysieren und gezielt zu beeinflussen. Ein Hauptunterschied zu anderen Konzepten des Anti-Agings ist, dass die GSAAM sich auch zunehmend mit der Prävention beschäftigt, wobei die „schlechte, krankhafte Natur des Alter(n)s in eine neue, gesunde Natur umgestaltete werden kann und sollte" (Spindler 2009, S. 394). Außerdem besagt die GSAAM, dass das Alter(n) unter der eigenen Verantwortung und Kontrolle steht sowie dass wir alle versuchen sollten gegen das Alter(n) anzukämpfen und ihm entgegen zu wirken. So spricht die GSAAM davon, dass die eigene Gesundheit nicht nur ein Recht, sondern eine Verpflichtung ist. Zu den Therapieschritten der GSAAM gehören erstmals individuelle Risikoprofile mithilfe von Testverfahren. Die Hauptmaßnahmen sind richtige Ernährung, Training der körperlichen und geistigen Fähigkeiten um den Abbau und die Hinfälligkeit im Alter zu verhindern oder möglichst lange herauszuschieben.

(Spindler 2009, S. 392-396)

3. Der Verjüngungsdiskurs

Bereits im späten 19. und 20. Jahrhundert waren Begriffe wie „Lebensverlängerung", „Verjüngung" und „ewiges Leben" zentrale Motive der Gesellschaft und so wurde die Verjüngung zu einem bedeutenden Konzept im öffentlichen sowie im wissenschaftlichen Diskurs des 21. Jahrhunderts. Unterschieden wird dabei allerdings zwischen der natürlichen und der künstlichen Verjüngung, wobei ersteres vor alle m auf Ernährung, Sport und eine abstinente Körperkultur abzielt und zweiteres auf modische, kosmetische und chirurgische Interventionen , also den „unnatürlichen Kräften". Es ist also modern den eigenen Körper selbst zu gestalten und zu formen ohne dabei immer auf natürliche Mittel zurückzugreifen. Allerdings stehen sich diese beiden Konzepte immer gegenüber. Viele Anhänger der natürlichen Verjüngung kritisieren den Diskurs der künstlichen Verjüngung und umgekehrt.

(Schroeter 2012, S. 167)

3.1 Der Diskurs der künstlichen Verjüngung

Bei der künstlichen Verjüngung wurde bereits viel experimentiert mit Hormontherapien, chirurgischen Eingriffe sowie Transplantationen wobei immer alles als Wundermittel verkauft wurde, immer im Bezug darauf die natürlichen Altersprozesse zu stoppen und wieder rückgängig zu machen, so zum Beispiel das Wachsen der Haare, die Straffung der Muskulatur, die Lockerung der versteiften Gelenke, die Verbesserung der Blutzirkulation, Stärkung des Appetits, Schärfung der Sinne, Erhöhung von Lebenslust, die Heilung von Herzleiden, Schlaflosigkeit und die Belebung des Sexuallebens. So wurden auch Geschichten verbreitet über ältere Männer die dank künstlicher

8

Verjüngung wieder gesund und fit sind, Freude am Leben haben, wieder körperliche Arbeit leisten können, wieder jünger und gesünder aussehen und ihr Sexualleben wieder neu aufleben durften. Es ging also nicht nur darum den Altersschwächen entgegenzuwirken und diese zu vermindern, sonder auch die Leistungsfähigkeit zu verlängern. Weiter Hauptansätze waren das Bekämpfen von Ermüdung und Erschöpfung. Man versucht einen dauerhaft leistungsstarken Menschen zu erschaffen sowie den Verfall und die Ermüdung aufzuhalten.

(Schroeter 2012, S. 167-169)

Allerdings gab es auch genug Menschen die diese Entwicklung kritisch betrachten und die Frage aufwarfen, „ob denn eine allgemeine Verjüngung arbeitsmarktpolitisch überhaupt erstrebenswert sei" (Schroeter 2012, S. 169), da dies auch mit sich bringen würde, dass die älteren Menschen noch länger auf ihren Posten verbleiben würden. Insofern betraf der Diskurs der künstlichen Verjüngung damals vor allem den Mann und nicht die Frau. Allerdings hat sich dies durch die Weiterführung der Hormontherapie verändert, da diese sich vor allem an die Frauen richteten, „welche dem konsumistischen Bild der Frau der zwanziger Jahre zu entsprechen versuchten" (Schroeter 2012, S. 169).

Man unterschied vor allem zwischen den operativen und den nicht operativen Verjüngungsmethoden. Beispiele für ersteres sind die autoplastischen Verfahren der Manipulation der körpereigenen Keimdrüsen, die homoplastische Methode der Keimdrüsentransplantation von Mensch auf Mensch und die heteroplastischen Verfahren der Verpflanzung von Tier auf Mensch. Die praktizierenden Ärzte mussten ihre Methoden jedoch immer wieder auf ein neues beweisen und gegen die Meinungen kämpfen, dass ihre theoretischen Grundlagen unwahr seien, die Forschungsergebnisse nicht zuverlässig seien, dass Tierversuche nicht umstandslos auf Menschen zu übertragen sind, die Wirkungen nicht langfristig effizient seien und, dass langfristige Folgen nicht ausreichend geklärt wären beziehungsweise, dass die Operationen lebensgefährlich seien. Die Verfechter der künstlichen Verjüngen argumentierten damit, dass sie die Heilung eines biologisch bedingten, soziokulturellen, gesellschaftlichen geformten Alterungsprozess unterstützen würden und das psychologische Leiden eines dysfunktionalen Körpers vermindern würden. Deswegen benutzten sie schließlich vermehrt Begriffe wie Reaktivierung und Regeneration, anstatt Verjüngung. Die Verjüngungsmethoden veränderten sich somit auch dahingegen, dass nur noch zielgenaue, dosierbare Hormontherapien eingesetzt wurden, spezifische Alterskrankheiten behandelt wurden und der wissenschaftliche Fortschritt an erster Stelle stand.

(Schroeter 2012, S. 169-170)

3.2 Der Diskurs der natürlichen Verjüngung

Im Gegenzug zu der unnatürlichen Verjüngung lehnten die Verfechter der natürlichen Verjüngung sämtliche chirurgische Eingriffe ab und argumentierten nicht mit einer Verjüngung, sondern vielmehr mit dem Aufhalten des Alterns durch natürliche Mittel, Neubelebung und Wiedergesundung um den Folgen einer falschen Lebensweise entgegenzuwirken. Es geht also vielmehr um die Stärkung der Kräfte durch diätische, physiologische und abstinente Körperkultur. Der Körper soll in diesem Zusammenhang von seinen soziokulturellen Verformungen befreit werden. Dieser Diskurs ist somit nicht technikbasiert und Selbstdisziplin sowie Körperarbeit spielen eine wichtige Rolle.

Man versucht hierbei auch der urbanisierten, technisierten und industrialisierten Massengesellschaft mit all ihren Folgeerscheinungen eine gesunde und naturnahe Lebensweise entgegen zu stellen. Es soll wieder eine Einheit von Körper, Geist und Seele hergestellt werden. Beispiele für diese Bewegung sind ein durch eine Wellenmaschine betriebenes „Bilz-Bad", das mehrfache Nutzen von Vollwertkost und gesunden Müslis, Fasten, Wasserkuren, Heilgymnastik, Luftbädern, Hydrotherapie, Sonnenbäder und allgemein eine gesunde Ernährung und gymnastische Bewegungen in freier Natur. Die natürliche Verjüngung zielt vor allem auf den „natürlichen Körper" und die nackte Haut, welche durch Luft-, Wasser- und Sonnenbäder zu behandeln war, ab. Hierbei stehen auch immer die Jungen im Kampf gegen die Alten, da es galt das defizitäre Alter(n) zu bekämpfen.

(Schroeter 2012, S. 170-172)

4. Der Anti-Aging-Diskurs

Der Begriff des Anti-Agings wird in unterschiedlichen Kontexten und mit verschiedenen Sinnzuschreibungen benutzt. Er wurde zu einem Markenzeichen für eine qualitativ neue und vor allem offensive Aneignungs- und Formungsstrategie gegenüber dem alternden menschlichen Leben und damit auch zu einer Provokation der Gerontologie" (Schroeter 2012, S. 178). Bisher gibt es keine allgemeine Definition des Anti-Aging und es verbergen sich dahinter vielfältige Strategien, welche von der Einnahme von Nahrungsergänzungsmitteln und anti-oxidativen Substanzen über kosmetische und dermatologische Behandlungen bis hin zur plastischen Chirurgie oder zur Hormontherapie reichen. Alter und Altern wird somit eher als eine Krankheit angesehen und nicht als wissenschaftlich verstehbar. Prävention sowie Gesundheitserhaltung spielen vermehrt eine wesentliche Rolle im Gegensatz zur kurativen Heilung. Anti-Aging bestrebt also beim Älterwerden funktionstüchtig und sozial kompetent zu bleiben. Dabei wird zwischen vier wesentlichen Arten des Anti-Agings unterschieden. (Schroeter 2012, S. 178-179)

Eine erste Abgrenzung ist die Symptomlinderung, welche vor allem darauf abzielt, die Effekte des biologischen Alterns möglichst hinauszuzögern oder ganz zu lindern. Die Hauptaspekte in diesem Zusammenhang sind Kosmetik (Schminkartikel, Cremes gegen das Alter, etc.), Prophylaxe (Sport und Diäten) und Kompensation (Hormontherapien). Ein weiterer Aspekt hierbei ist, dass es vor allem im Kontext einer Gesellschaft zu verstehen ist, die das eigene Körperbild als wesentliches Element der persönlichen Identität betrachtet. Somit ist hier die äußere Erscheinung die implizite Definition des Alterns.

Bei einer weiteren Art des Anti-Aging geht es vor allem um die Ausdehnung der Lebenserwartung und die Behandlung von tödlichen Krankheiten, wie Krebs-, Herz- und Lungenerkrankungen. Das Alter wird in diesem Kontext als medizinisch definiert und als Gefahr angesehen, von bestimmten Krankheiten befallen zu werden. Unterstützend ist hierbei der Gedanke, dass Menschen heutzutage nicht mehr an „Altersschwäche" sterben sondern an bestimmten Krankheiten.

Die dritte Form des Anti-Aging bezieht sich auf die Erweiterung der Lebensspanne und beinhaltet vor allem humanbiologische und humangenetische Strategien zur Lebensverlängerung. Somit ist Altern ein biologischer, für jeden zutreffender Prozess. Das Alter gilt als letzte Stufe eines biologischen Entwicklungsprozesses.

Eine letzte Form des Anti-Aging ist die Aufhebung des Alterns. Diese Sicht wird jedoch meist zurückgewiesen, da es hier vor allem darum geht, die Grundlagen des biologischen Alterns zu verändern und das Altern auszuschalten sowie Unsterblichkeit zu schaffen. Es gibt immer eine gewisse Skepsis hinsichtlich des Anspruchs, das Altern zu kontrollieren. (Schroeter 2012, S. 179-180)

Zusammenfassend beinhaltet Anti-Aging also immer die Annahme, dass der natürliche altersbedingte körperliche Abbau durch gesellschaftliche Praktiken zu beeinflussen ist. Dies führt jedoch auch immer zu dem Einwand, dass Anti-Aging unnatürlich sei, da es versucht in den natürlichen Prozess einzugreifen. Allerdings ist das Streben nach ewiger Jugend kulturgeschichtlich kein neues Phänomen, sondern vielmehr nur ein neuer Begriff für Altes.

Es zeigt sich aber auch, dass es sich bei der Anti-Aging-Medizin nicht ausschließlich um eine Vermarktlichung von Verjüngungsprodukten handelt, sondern auch um eine bio-medizinische Methodologie, die mithilfe neuer Verfahren auf eine Verlangsamung des Alterungsprozesses abzielt. Allerdings werden die Verfahren der Anti-Aging-Medizin oftmals sehr kritisch betrachtet und es scheint immer noch keine evidenzbasierten Verfahren zu geben, die den biologischen Alterungsprozess beim Menschen aufhalten oder gar umkehren könnten. Somit hat sich ein Kampf gegen die Anti-Aging-Medizin entwickelt, wobei vor allem die ökonomischen Schäden sowie die Risiken unerwünschter Nebenwirkungen und die möglicherweise entstehenden Gesundheitsschädigungen im Vordergrund dieses „Krieges" stehen. Außerdem wird diese „Negativ-Sicht" des Alter(n)s als eine Form von Altersdiskriminierung angesehen, von der insbesondere Frauen betroffen seien aufgrund der hier stärkeren Identifizierung über den Körper und den geringeren Zugangsmöglichkeiten zu neuen Technologien im Gegensatz zu den Männern.

Das Alter wird weiterhin als Störfaktor angesehen solange wie wir in einer Kultur leben, in der die Wissenschaft mit Fortschritt und die menschliche Kontrolle über die Natur mit Erfolg gleichgesetzt wird, zumal das hohe Alter stark in Verbindung mit dem körperlichen Abbau steht und nicht als wertgeschätzte Lebensstufe eigenen Rechts anerkannt wird. Solange der Tod als ein biotechnisch lösbares Problem angesehen wird, bleibt das Alter ein Störfaktor.

(Schroeter 2012, S. 180)

Allerdings kann man Anti-Aging-Medizin auch als eine individuelle aktive Vorsorge ansehen, verbunden mit einem unter ärztlicher Betreuung stehenden Lebensstil, durch welchen man die negativen Begleiterscheinungen des Älterwerdens lindert oder gar aufhebt. Somit wird Anti-Aging zu einer Technologie des Selbst, welche Ausdruck einer medikalisierten Alterssicht ist und wobei die Verantwortung der Lebensführung und des Lebensstils an den Einzelnen übertragen wird so dass Selbstdisziplinierung und Körperkontrolle vermehrt zu gesellschaftlichen Normen werden. Das Alter wird somit auch zu einem individuellen Projekt, wo jeder Einzelne die Verantwortung trägt.

(Schroeter 2012 S. 181)

5. Natürliches vs. Unnatürliches Alter(n)

In engem Zusammenhang mit dem Anti-Aging-Diskurs steht auch die Frage der Körperstrategien, die hierbei benutzt werden und ob diese gesellschaftlich implementiert sind oder individuell erwünscht, also ob hinter der Anti-Aging-Bewegung ein gesellschaftlich sozialer Zwang steht. Der natürliche Körper müsste von kulturellen Einflüssen unberührt sein und nicht im Zusammenhang mit der Historik und der Kultur stehen. Jedoch ist der natürliche Körper auch immer durch biologische und medizinische Körperdiskurse konstruiert und somit ist der Begriff des natürlichen Körpers irreführend und nicht klar definiert, da alle Körper auch von kulturellen Diskursen und Normen geformt und geprägt sind.

So stellt sich auch immer wieder die Frage im Rahmen der feministischen Diskussion über Frauen und Schönheitshandeln, ob diese Frauen Opfer eines falschen Bewusstsein sind oder ob dieses Schönheitshandeln ein frei gewähltes und bewusstes Handeln ist. Unter Schönheitshandeln versteht man primär die Inszenierung der eigenen Außenwirkung und es wird als Medium der Kommunikation von innen nach außen angesehen. Dazu zählt auch, dass man durch sein äußeres Erscheinungsbild Aufmerksamkeit erlangt und die eigene Identität sichert.

(Schroeter 2012, S. 194-195)

Nun gibt es zwei Perspektiven bezüglich des Schönheitshandeln bei Frauen. Die Perspektive des falschen Bewusstseins geht davon aus, dass Frauen sich mit ihrem Schönheitshandeln der patriarchalen Gesellschaft unterwerfen und dadurch das soziale System, in dem Weiblichkeit bei dem Bestreben nach einem jungen, schlanken, wohlgeformten und straffen Körper zu einem Misserfolg führt, unterstützen.

Die zweite Perspektive ist die rational-choice-Perspektive, welche besagt, dass Frauen durch ihr Schönheitshandeln ihre Handlungsvollmacht ausüben, eigene Entscheidungen treffen und aus freier Wahl und in Kenntnis der Vor- und Nachteile chirurgische Schönheitsoperationen durchführen lassen. Somit wird hier das Schönheitshandeln nicht als Zwang, sondern vielmehr als Chance angesehen, nach eigenem Empfinden Kontrolle über den eigenen individuellen Körper auszuüben. Allerdings gehen die Entscheidungen für einen chirurgischen Eingriff oftmals mit einer Anpassung an normative Standards von weiblicher Schönheit einher, die Abhängigkeit von Technik und Ärzten wächst hierbei wodurch ein gewisses „Paradox in der Rhetorik der freien Entscheidung und der gleichzeitig hingenommenen Abhängigkeit von der Bestätigung anderer" (Schroeter 2012, S. 196) entsteht und ein Paradox bezüglich der Freiwilligkeit entsteht, wenn das

„Normale" zunehmend wichtiger wird und die eigen Wahl somit in den Hintergrund rückt.

(Schroeter 2012, S. 195-196)

Bei einer Befragung fand man heraus, dass viele Frauen unter natürlichem Altern ein Altern ohne Schönheitshandeln verstehen, dies jedoch nicht aktiv verfolgen auch wenn sie es als Ziel ansahen. Sie benutzten also Schönheitshandeln im Zusammenhang mit einem natürlichen Aussehen mithilfe von Make-up, Haare färben, Anti-Falten-Cremes und Botoxinjektionen. Trotzdem verbinden die meisten Frauen natürliches Altern mit der Nicht-Anwendung von chirurgischen und nicht-chirurgischen Kosmetikeingriffen, während die Anwendung von üblichen Kosmetika als normale und sogar erforderliche Aspekte weiblicher Schönheitsarbeit angesehen wurden. Viele empfinden ihren eigenen Körper ohne Eingriffe als nicht attraktiv und vor allem als nicht korrespondierend mit ihrem eigentlichen reellen Alter. Dies galt aber für allem für die jüngere Generation. Die etwas ältere Generation sah das natürliche Alter als würdige Anerkennung der körperlichen Realitäten des Älterwerdens an. Dies zeigt also, dass der Gebrauch von Schönheitstechniken in unserer heutigen Gesellschaft zunehmend normalisiert und idealisiert wird. Heutzutage werden die Menschen häufiger mit den Möglichkeiten von Schönheitshandeln konfrontiert und der alternde Körper wird mit sittlichem Zerfall und Verlust an sozialer und sexueller Attraktivität gleichgesetzt. Somit werden nicht nur die üblichen Kosmetika und Möglichkeiten angewandt, sondern chirurgische Eingriffe werden immer öfter in Anspruch genommen. Die Frauen fühlen sich zunehmend im Kampf gegen das Alter verpflichtet die chirurgischen und nicht-chirurgischen Eingriffe anzuwenden. (Schroeter 2012, S. 196-197)

6. Fazit

Zusammenfassend kann man festhalten, dass es beim Anti-Aging-Diskurs erstmals auf die Differenzierung und Systematisierung des Anti-Aging-Begriffs ankommt. Es gibt zahlreiche unterschiedliche Konzepte und Anti-Aging ist von mehreren Bewegungen geprägt. Um jedoch kritische Aussagen über Anti-Aging machen zu können, muss man sich erstmals auf eine bestimmte Definition festlegen und den Kontext, in dem man sich befindet, festlegen. Eine Gemeinsamkeit besteht in der Annahme, dass der Alterungsprozess durch medizinische Maßnahmen gestaltbar ist und dass dabei die jugendlichen Schönheitsideale das Ziel sind.

Die Differenzierungen bestehen in den dabei verfolgten Zielen, den angewandten Strategien der Intervention, der Evidenz und Realisierbarkeit, der gesellschaftlichen Bereiche in denen Anti-Aging handlungsleitend wird und den regionalen Kontexten. Weitere Abgrenzungen gibt es durch die verschiedenen Auffassungen bestimmter Forscher.

Die populärsten Auffassungen sind die der A4M, der SENS Foundation und der GSAAM. Wobei deren Hauptkonzepte die Auffassung Alter(n) sei eine vermeidbare Metakrankheit, die Biogerontologie, und die Auffassung, dass das gesunde Alter(n) die eigene individuelle Verpflichtung ist, sind. Allerdings besteht hier ein regelrechter Kampf um die Legitimisierung der einzelnen Konzepte und der Verteidigung der eigenen Ideen sowie der Kritik anderer Maßnahmen und Ziele. Die wissenschaftliche Evidenz spielt eine wesentliche Rolle im Anti-Aging-Diskurs, sowie die angewandten Maßnahmen und Therapien. Es bedarf jedoch noch weiterer Forschung um abzuwerten, was wirklich aus wissenschaftlicher Sicht und aber auch aus gerontologischer Sicht falsch ist und was nicht.

Des Weiteren kann man festhalten, dass die Anti-Aging-Bewegung auch vom Verjüngungsdiskurs geprägt ist, da es hierbei darauf abspielt den eigenen Körper selbst zu gestalten und zu formen nach dem Jugendlichkeitsideal. In diesem Zusammenhang unterscheidet man zwischen der künstlichen und der natürlichen Verjüngung. Wobei erstere vor allem durch Hormontherapien, chirurgische Eingriffe und Transplantationen definiert wird und zweitere von natürlichen Maßnahmen, welche darauf abzielen das Altern aufzuhalten wie beispielsweise Sport und eine gesunde Ernährung. Im Hintergrund bestehen hier immer Werte wie Schönheit, Dynamik, Kraft und Jugend. Im Anti-Aging-Diskurs wird somit hauptsächlich auf die Symptomlinderung, die Ausdehnung der Lebenserwartung, die Erweiterung der Lebensspanne und die Aufhebung des Alterns eingegangen.

Somit wird das Alter(n) als Störfaktor und Krankheit angesehen und versucht aufzuhalten oder zumindest zu verzögern sowie zu vermindern. Jedoch kann man Anti-Aging-Medizin auch als individuelle aktive Vorsorge und Prävention für ein gesundes Altern sehen. Es stellt sich also weiterhin die Frage in diesem Diskurs, welche Maßnahmen ethisch vertretbar sind und von gerontologischem Wert sind. Dazu bedarf es aber immer noch weiterer Forschung und Kontextualisierung.

Abschließend habe ich noch das Thema des Natürlichen und des Unnatürlichen Alterns aufgegriffen. Dies verdeutlicht noch einmal das Problem inwieweit Anti-Aging-Maßnahmen von kulturellen Normen und einem gewissen Zwang geprägt sind oder ob es die eigne freiwillige Entscheidung ist. Dabei gilt es die Frage abzuklären, welche Gründe man hierfür haben kann und ob das Schönheitshandeln in Zukunft negative Folgen haben wird oder nicht. Ein letztes Problem besteht in der Frage, inwiefern sich die Anti-Aging-Bewegung weiterentwickeln wird und welche Dimension sie dabei annehmen wird. Diese Fragen müssen durch weitere Forschung beantwortet werden und weiterhin analysiert werden.

Literaturverzeichnis

Goffman, E. (2001): Interaktion und Geschlecht. 2. Auflage. Frankfurt am Main, New York: Campus, S. 152.

Schroeter, Klaus R. (2012): Altersbilder als Körperbilder. Doing Age by Bodyfication. In: Berner, Frank; Rossow, Judith; Schwitzer, Klaus-Peter (Hg.): Individuelle und kulturelle Altersbilder. Expertisen zum sechsten Altenbericht der Bundesregierung. Band 1, Wiesbaden: VS-Verlag, S. 153-229.

Spindler Mone (2012): „Altern ja – aber gesundes Altern". Die Neubegründung der Anti-Aging-Medizin in Deutschland. Wiesbaden: Springer Verlag.

Spindler, Mone (2009): Natürlich alt? Zur Neuerfindung der Natur des Alter(n)s in der Anti-Ageing-Medizin und der Sozialgerontologie. In: Dyk, Silke van; Lessenich, Stephan (Hg.): Die jungen Alten. Frankfurt a. M. u. a.: Campus, S. 380-402.

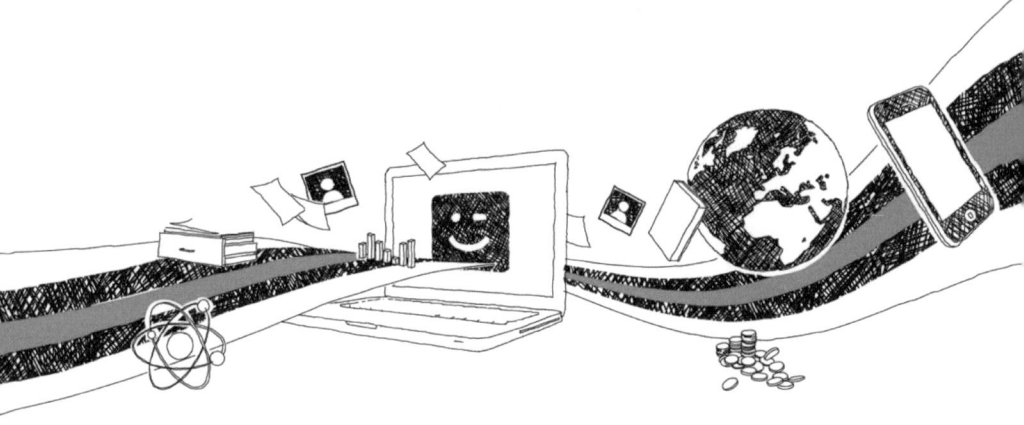
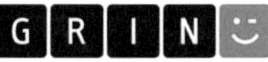